AF340925

ESSAI

SUR LES

EAUX MINÉRALES

DE SAINT-GALMIER

PAR J. E. F. LADEVÈZE

Docteur en médecine de la Faculté de Paris, ex-Chirurgien Aide-Major militaire, Médecin de l'hospice de la ville de Saint-Galmier, Correspondant de plusieurs Sociétés savantes, nationales & étrangères

10ᵉ ÉDITION.

LYON.

IMPRIMERIE NIGON, RUE CHALAMONT, 5.

1847.

ESSAI

SUR LES

EAUX MINÉRALES

DE SAINT-GALMIER

PAR J. E. F. LADEVÈZE

Docteur en médecine de la Faculté de Paris, ex-Chirurgien Aide-Major militaire, Médecin de l'hospice de la ville
de Saint-Galmier, Correspondant de plusieurs Sociétés savantes, nationales & étrangères

10ᵉ ÉDITION.

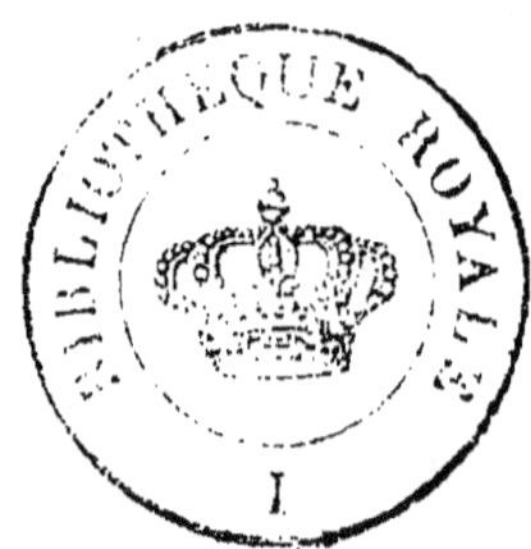

LYON.

IMPRIMERIE NIGON, RUE CHALAMONT, 5.

1847

Le rapprochement de Saint-Etienne et de Lyon des Eaux de Saint-Galmier permet aux habitants de ces deux cités populeuses de s'en procurer avec facilité et à peu de frais. Ces Eaux, mêlées, aux repas, avec le vin dont on fait usage, activent singulièrement la digestion et forment une boisson très agréable.

Pour se procurer des eaux gazeuses de la Font-Fort, aussi fraiches et aussi naturelles que possible, il faut s'adresser, à Saint-Galmier, à M. BADOIT, fermier des Eaux. On en trouve également à ses dépôts indiqués (5ᵉ et 6ᵉ pages).

Ces Eaux sont expédiées telles qu'elles sont prises à la source, sans avoir subi aucune préparation. Il n'en est pas de même de celles qui font sauter le bouchon avec force.

Chaque bouteille devra porter sur le cachet le nom de M. LADEVÈZE, médecin-inspecteur des Eaux.

Le nom de M. BADOIT, directeur et fermier des Eaux, devra aussi se trouver en-dessous du bouchon.

INDICATION DE QUELQUES CAS

OU LES EAUX DE SAINT-GALMIER PEUVENT ÊTRE PLUS
SPÉCIALEMENT EMPLOYÉES.

Les Eaux minérales acidules de Saint-Galmier, si riches en principes gazeux, rafraîchissants et sédatifs, sont d'une limpidité et d'une fraîcheur remarquables. Leur saveur est piquante et très agréable. Connues depuis un temps immémorial sous le rapport de leurs propriétés bienfaisantes, elles n'ont point dérogé à leur antique réputation, et l'on peut dire qu'elles acquièrent chaque jour de nouveaux droits à l'attention et à la reconnaissance des hommes, par les services éminents qu'elles leur rendent.

Leurs vertus médicales sont constatées par des témoignages si irrécusables, par des cures si nombreuses et si surprenantes, qu'il est tout-à-fait inutile d'y insister. Nous nous bornerons ici à indiquer sommairement quelques-uns des cas où ces eaux sont spécialement salutaires.

Elles conviennent aux personnes dont l'estomac est paresseux, qui digèrent mal ; à celles atteintes d'irritations chroniques des membranes digestives, telles que gastrites, gastro-entérites et cardialgies. Elles sont recommandées aux femmes mal réglées, aux jeunes filles qui ne le sont point encore, et chez lesquelles il est urgent que cette hémorragie périodique ait son cours ; aux personnes du sexe atteintes de leucorrhée ou fleurs blanches ; à celles qui souffrent de quelque maladie organique de l'utérus. Les tempéraments sanguins-bilieux boivent avec succès des eaux de Saint-Galmier dans les cas de rhumatismes aigus. On les prescrit avec avantage aux malades en proie à des lésions organiques du foie, de la rate. De nom_breuses maladies cutanées, des dartres rebelles ont trouvé une guérison solide à Saint-Galmier; mais c'est surtout dans les Maladies de l'appareil urinaire que les eaux de cette petite ville déploient toute l'énergie de leur action. Elles sont d'une efficacité précieuse dans les cas d'atonie de la vessie, dans les rétentions d'urine, dans les catarrhes de la vessie, dans les Gravelles. Comme les eaux de Contrexeville, elles font rendre avec facilité des graviers, des calculs, et ont opéré des guérisons chez des individus qui souffraient de la pierre. Un fait certain, c'est que les habitants de Saint-Galmier N'ONT JAMAIS COMPTÉ PARMI EUX UN SEUL CALCULEUX. Le rachitisme, les scrofules, les goîtres, sont infiniment rares à Saint-Galmier, où la douceur de l'atmosphère, la pureté de l'air, sont égales à l'excellence de ses eaux minérales.

LADEVÈZE, d. m. p.,
Inspecteur des eaux minérales.

DÉPOT GÉNÉRAL.

A PARIS, chez M. **GUITEL**, breveté, fournisseur du roi, à l'ancien grand entrepôt d'eaux minérales, rue J.-J.-Rousseau, 12.

DÉPOTS.

A Lyon, chez MM. VERNET, pharmacien, place des Terreaux.
— — DESCHAMPS et GROS, pharm., r. St-Dominique.
— — VEZU, pharmacien, aux Broteaux.
— — Benjamin RICHARD, fab. d'eaux minérales, rue Buisson, 3.
— — BERNARD, herboriste, place des Carmes.
— — PASQUIER, pharmacien, rue Lanterne.
— — PONCET, pharmacien, place des Carmes.
— — BOISSONNET, pharmacien, à la Guillotière.
— — LARDET, pharmacien, place de la Préfecture.
— — SAMION, pharmacien, place St-Michel.
— — GASTOUD, pharmacien, rue St-Dominique.
— — GUILLERMONT, pharmacien, rue Grenette.
— — VALLAT, pharmacien, place des Cordeliers.
— — RIGOLLIER, place St-Jean, 3.
— — VALLY, négociant, montée du Chemin-Neuf, 1.
— — VALUET, pharm., r. des Farges, 4, à St Just.
— — CHAPELLE, pharmacien, à la Croix-Rousse.
— — GERBEAU, pharm., rue des Pierres-Plantées.
— — DELHORME, propriétaire, rue des Prêtres.
— — SIMON, pharmacien, rue St-Joseph.
— — CROLAS, pharmacien, à St-Just.
— — BERTRAND, pharmacien, place Bellecour.
— — VALLIN, pharmacien, rue de la Gerbe.
— — MAUGUIN, pharmacien, rue de Bourbon, 8.
— — Félix ROMANS, ancienne pharmacie GAVINET, rue Louis-le-Grand.
— — CORNET, pharmacien, rue Tholozan.
— — VIAL, pharmacien, à Vaise.
A Mâcon. . . . . MARIN, quai du Nord, 18.
A Châlons-S.-S. . . . . Veuve ROUTY et MARTIN, pharmaciens.
— — DUCHATEL, pharmacien, rue aux Fèvres.
A Besançon . . . . . . C.-F. ROUGE aîné, négociant, Grande-Rue.
A Belfort. . . . . PAILLARD, confiseur.
A Mulhouse . . . . . . KŒCHLIN-HUGUENIN.
A Bâle (Suisse) . . . . LOTZ-ZESLIN, rue de Fer, près le Pont du Rhin.
— — Em¹ RAMSPERGER, négociant, rue Franche.
A Strasbourg. . . . . . JACQUOT, place Marché-aux-Herbes.
A Dijon . . . . VIALLANES, pharmacien.
— — MÉNÉRAL, pharmacien.
A St-Etienne. . . . . . ROYER, limonadier, rue de la Comédie.
— — BASTIDE frères, pharmaciens, place Royale.
— — SAVOLLE, pharmacien, pl. de la Croix de mission
A Montbrison . . . . . PITIOT-TISSIER, négociant.

A MARSEILLE . . . . **G. LAURENS**, pharmacien, sur le Cours, 2.
A Roanne . . . . MERCIER , pharmacien.
— — Eugène ROUDEAUD , pharmacien.
— — LACOLLONGE-RÉNAUD , pharmacien.
A Sury. . . . . ROCHETTE , limonadier.
— — ROLLAND , aubergiste.
A Feurs . . . . Veuve RANG et fils, épiciers.
— — TRIOMPHE-DUFFIER , épicier.
A Rive-de-Gier . . . . . Benoît COMBE, marchand voiturier.
A Tarare. . . . . GOUTEFARD , épicier.
A Bourg-Argental . . . DEFOUR , négociant.
A St-Chamond . . . . . BERLIER (Joannes) , pharmacien.
— — OLAGNIER , pharmacien.
— — MOULIN , marchand voiturier.
A Cluny près Mâcon . . LESCHÈRES , hôtel de l'Etoile.
A Annonay. . . . . . . Charles DUFOUR, pharmacien, à l'Hôtel Dieu.
A l'Arbresle . . . . . . Félix DUPERRAY , confiseur.
A St-Bonnet-le-Château. COULAUD , maître-d'hôtel.
A Mornant. . . . . . . à l'Hôtel-Dieu.
A Voiron. . . . . BRUN-BOISSON, pharmacien.
A Pont-de Vaux . . . . PACOTTE , pharmacien.
A Craponne . . . . . . DURAND, pharmacien à l'Hôtel-Dieu.
A Givors. . . . . Pierre CHIRON, épicier.
A Vienne. . . . . Veuve EYMIN , place de la Caserne.
A Lons-le-Saunier . . . PASSAGAY, docteur-médecin.
A Salins . . . . DURRET, négociant, rue d'Olivet , 20.
A Gray. . . . . ISELIN , pharmacien.
A Nice. . . . . LONI Frères , négociants.
A Villefranche . . . . . C. GUITTARD , confiseur.
A Arles-s.-Rhône. . . . VIAUD-BLANC , commissionnaire.
A Bourg. . . . . CARTAZ, pharm., successeur de M. F. Gay.
A Brignoles . . . . . . A. MAILLE, pharmacien, place Carapey.
A Saint-Martin-la-Plaine RAYMOND fils, négociant.
A Thann (Haut-Rhin) . SCHÆUFFELE, pharmacien.
A St-Laurent-de-Cham. FOUGEROUSE , épicier.
— — J.-B. BERGER, liquoriste.
A Chazelles-sur-Lyon. . MOULINS , négociant.
A Carpentras. . . . . . ULPAT, pharmacien.
A Genève (Suisse) . . . A. et P.-L. MORIN , pharmaciens.
A Grenoble . . . . . . Lucie POTTÉ , rue Brocherie.
— — JACQUIN , pharmacien , rue Lafayette, 10.
Au Puy. . . . . Antoine BRENAS , négociant, place du Plot.
A Valence. . . . . . . GUICHARD et DARUTY, pharmaciens.
A Avignon. . . . . . . CASSIN, pharmacien, rue Orangerie.
A Nismes . . . . P.-A. ROUX , bureau des messageries Galline.
A Sommières (Gard . . RIBEYRON, propriétaire-buraliste.
A Montpellier . . . . . SANGUINÈDE, pharmacien, Grande-Rue, 13.
A Toulon. . . . . BRUN, pharmacien , rue Bonnefoy, 2.
— — Denis RICAUX, pharmacien, place St-Pierre.
A Alger . . . . Matthieu BRUEL, confiseur, r. Neuve-Mahon.
A Batavia. . . . . . . Jacques LOTZ, planteur.
A l'Ile-Bourbon . . . . MATIBU , négociant.

ESSAI

SUR

LES EAUX MINÉRALES

De Saint-Galmier.

La ville de Saint-Galmier, point central d'un riche canton, est située dans une exposition agréable, sur le penchant d'un coteau, à trois lieues de Montbrison et de Saint-Etienne, auprès de la petite rivière de Coise et non loin des eaux de la Loire. Son abord est facile ; elle est voisine de la grande route de Lyon. Des marchés très fréquentés appellent fort souvent dans ses murs une grande affluence d'habitants des villes et communes environnantes et des départements voisins. Beaucoup d'affabilité, la plus grande simplicité de mœurs, des habitudes paisibles, un sang pur et beau caractérisent son heureuse population. Son histoire offrirait quelques pages intéressantes à la description de l'antique France ; elle a aussi ses ruines et ses souvenirs. César, dans ses Commentaires, a parlé de ses eaux sous le nom d'*Aquæ Segusianorum*. La plume romantique de M. Charles Nodier et le crayon spirituel et vrai d'Isabey ou du colonel Athalin, ne dédaigneraient pas cette arcade d'une forme si hardie et d'un effet si pittoresque, qui porte et mérite le nom vénéré de *Pont des Romains*. Lorsque les auteurs du Voyage dans la France ancienne visiteront le Forez, qui promet à leur zèle une moisson si abondante, ils n'oublieront pas sans doute de consacrer quelques pages et un dessin à l'une des plus précieuses antiquités du département de la Loire. On verra le Pont des Romains, ce représentant des temps qui ne sont plus, revivre dans leur magnifique ouvrage, tel que les âges l'ont fait, avec ses pierres vermoulues liées par un ciment inaltérable, sa forme élégante et ses piles grisâtres assises sur des rochers escarpés, que les eaux de la Coise couvrent sans cesse d'une écume blanchissante en se brisant avec impétuosité contre leur indestructible élément. Un délicieux paysage ajoute au charme de ce lieu, en offrant le contraste de la nature, toujours jeune et toujours belle, avec la précoce vétusté et la courte existence des monuments que la main de l'homme élève.

Mais laissons à d'autres le soin de faire connaître les droits de Saint-Galmier à l'intérêt de cette classe de savants qui étudient les mœurs et les coutumes de nos ancêtres dans les débris de vieux édifices, et prophétisent le passé à l'aspect de ces ruines savantes : un soin plus agréable va m'occuper. J'indiquerai au voyageur la position de cette ville comme l'une des plus heureuses qu'il puisse rencontrer ; elle domine la plaine du Forez, et permet à l'œil d'embrasser un horizon d'une immense étendue. Saint-Galmier est disposé en amphithéâtre, sur un coteau assez élevé, placé au midi et au couchant, et voisin de hautes montagnes. Ses murs, bâtis avec soin et d'une grande épaisseur, servent maintenant d'appui à d'élégantes terrasses. Au bas du coteau serpente la Coise, dont les eaux peu profondes, mais qui couvrent une large surface, baignent de fertiles prairies et les pieds de saules, d'ormes et de peupliers touffus, dont ses bords sont plantés. Rien de plus attrayant que la vue de la plaine du Forez : de petites villes, de nombreux villages, des champs féconds, la Loire qui décrit au loin de longs circuits et que les yeux suivent jusqu'à une distance presque incommensurable, toutes les merveilles d'une végétation vigoureuse, et, autour du plateau, des collines couvertes de vignobles ou de bois épais attirent et captivent l'attention de l'étranger. S'il porte ses regards sur les alentours de Saint-Galmier, un spectacle plus agreste et non moins beau obtient son hommage. On peut comparer à un jardin anglais la chaîne de montagnes et les vallons qui bornent au nord cette petite ville; ceux qui l'habitent savent seuls combien cette partie de son territoire recèle de beaux points de vue, de positions agréables et de sites enchanteurs : à peine a-t-on fait un court trajet dans ces lieux d'un aspect un peu sauvage, qu'une découverte de ce genre se présente aux yeux surpris et charmés. Là, c'est une vallée embellie par une cascade ou le cours tortueux d'une petite rivière ; ici, un bois traversé en sens divers par des sentiers qui sont de délicieuses promenades. Qu'on ne m'accuse point de peindre avec de trop belles couleurs les environs de Saint-Galmier : mes concitoyens diront que je n'ai rien exagéré. Qui ne sait combien les bords du Lignon ont reçu d'hommages ? Qui n'a entendu parler et de l'*Astrée* et de son auteur, Honoré d'Urfé, le premier panégyriste des sites agrestes de notre département?

Aucun botaniste n'a encore interrogé le pays que traverse la Coise, et cependant des trésors attendent celui qui se livrera à cette étude. Une multitude considérable de plantes curieuses peuple les ravins, les prairies, les coteaux et les montagnes des environs de Saint-Galmier. La diversité des expositions fait varier beaucoup la nature des végétaux qui y croissent, et permet de trouver, dans un espace fort étroit, les plantes des contrées marécageuses, celles des montagnes et celles dont les lisières des forêts sont bordées. On dirait que la main de Flore a couvert ce pays aimé du Ciel des semences de toutes les fleurs dont elle compose son élégante corbeille. J'ai été souvent étonné, dans mes fréquentes excursions autour de la ville, de rencontrer des végétaux dont je croyais la patrie fort éloignée. Si mes loisirs me permettaient quelques herborisations, je me livrerais avec plaisir à la rédaction d'un catalogue des plantes qui croissent aux environs de Saint-Galmier. Ce travail, auquel je n'ai point renoncé encore, offrirait peut-être quelque intérêt aux membres de la Colonie Linnéenne de Lyon, et de la Société d'agriculture de la Loire.

C'est sur les bords de la Coise, c'est au centre d'un riant paysage que se trouve la source d'eau minérale dont l'examen est l'objet principal de cet Essai. Une promenade embellie par de larges allées de platanes, offre aux malades qu'attire la renommée de la Font-Fort un exercice non moins agréable que salutaire. Les sources d'eaux minérales sont presque toujours situées dans des contrées remarquables par le nombre et le genre de leurs grâces champêtres , comme si la nature avait voulu orner de toutes ses beautés le lieu où elle présente aux hommes l'un de ses plus précieux bienfaits. Quoi de plus pittoresque que les environs d'Aix en Savoie , si célèbres par leurs cascades , leurs montagnes inaccessibles , le voisinage d'un lac, des collines sur lesquelles tout le luxe de la plus belle végétation se déploie ? Qui ne connaît les bords ravissants de l'Allier et les agréments du paysage des alentours de Vichy? Il ne manque aux eaux minérales de St-Galmier que la visite d'un personnage de haut rang pour obtenir la célébrité de leurs sœurs aînées. Ces établissements ont dû souvent leur fortune au hasard et , le dirai-je , au caprice de la mode. Si cette mobile girouette se fixe quelque jour sur la Font-Fort , on la verra prendre parmi les eaux minérales le rang élevé dont elle est digne , par l'énergie et l'excellence de l'action de ses eaux.

Quoique cette source ne soit pas encore aussi fréquentée qu'elle le sera bientôt , rien ne manque aux besoins et à l'agrément des malades : ils sont reçus dans des hôtels fort bien servis, et Saint-Galmier leur offre, dans la saison des eaux , des commodités de toute espèce. Les magistrats de cette ville réunissent de grandes lumières au zèle le plus soutenu; comment les avantages que la contrée peut devoir à l'établissement des eaux minérales , lorsque son service sera régularisé et sa renommée bien consolidée , auraient-ils échappé à leur perspicacité? Qu'ils me permettent de leur offrir l'hommage d'une estime sentie et de ma haute considération. Je m'applaudis d'habiter une ville dont les heureuses destinées seront le fruit de la sollicitude paternelle d'hommes qu'on a nommés , lorsqu'on a parlé de leur dévouement pour le bien général.

Un service de bains a été organisé sur les bords de la rivière , par M. Ramel, un des zélés administrateurs de l'hospice civil de Saint-Galmier ; dans cet établissement, tout ce qui concerne la salubrité et la propreté peut défier les traits de la critique la plus sévère. Il est à désirer qu'on le complète incessamment par un appareil de bains de vapeur. Cette acquisition sera peu dispendieuse et augmentera beaucoup des cas d'applications des eaux minérales. On pourra alors leurs allier des fumigations de toute espèce , des douches variées , et vaincre avec plus de facilité encore des dartres, des gales, des affections vénériennes invétérées , et grand nombre de maladies qui résistent souvent longtemps aux eaux minérales administrées seulement sous la forme de boissons. Toute espèce de bains de vapeur sèche ou humide, émolliente ou tonique, sulfureuse ou mercurielle, serait à la disposition du médecin. Que ne ferait-il pas avec de si puissants auxiliaires !

PROPRIÉTÉS PHYSIQUES ET CHIMIQUES
DES EAUX MINÉRALES DE SAINT-GALMIER.

L'analyse des eaux minérales de Saint-Galmier a été faite, en 1773 , par MM. Delilia et Willermoz ; elle l'a été depuis par MM. Richard de la Prade père, médecin ; Martin , Boulanger , et Maurel , pharmacien à Saint-Étienne. Je puis me placer moi-même parmi ceux qui se sont occupés à caractériser leurs propriétés physiques et chimiques. Enfin, nous devons à M. O. Henry, chef des travaux chimiques de l'Académie royale de médecine de Paris , chimiste distingué , une bonne analyse de nos eaux.

Ce qui suit est extrait du rapport que M. O. Henry a lu à l'Académie, dans la séance du 21 mai 1839 (1) :

« Messieurs ,

« Par suite d'une demande adressée à M. le Ministre
« des travaux publics, au sujet de l'eau minérale de
« Saint-Galmier, l'Académie royale de médecine a été

---

(1) *Lettre du Préfet de la Loire aux Maires du département.*

Messieurs,

Le rapport que l'Académie royale de médecine vient de faire sur les eaux minérales de Saint-Galmier est trop favorable pour que la publicité ne puisse pas en être d'une grande utilité ; aussi est-ce avec une vive satisfaction que je m'empresse de vous l'adresser.

Je fais précéder ce rapport de la lettre de M. le Ministre de l'agriculture et du commerce ; elle fait connaître que rien de ce qui intéresse la santé publique ne peut être indifférent à l'Administration.

Recevez, etc.   *Le Préfet*, Barthélemy.

Monsieur le Préfet,

« Je crois devoir vous donner communication d'un rapport qui m'a
« été adressé par l'Académie royale de médecine, sur les eaux miné-
« rales de Saint-Galmier.

« Les résultats de l'analyse de ces eaux tendent à faire penser quelles
« peuvent prendre rang parmi les eaux acidules gazeuses les plus esti-
« mées, et qu'elles méritent, par conséquent, l'attention sérieuse des
« médecins; je vous invite, Monsieur, à donner au rapport que j'ai
« l'honneur de vous transmettre, toute la publicité qu'il peut recevoir
« par vos soins.

« Agréez, etc.

« Pour le ministre, et par autorisation :

- *Le Conseiller d'Etat directeur*, signé VINCENT. »

« invitée à faire analyser cette eau dans son labora-
« toire.

« Vous m'avez chargé de ce travail ; je viens aujour-
« d'hui , Messieurs , vous en faire connaître les résul-
« tats.

« L'analyse a été opérée sur plusieurs litres de cette
« eau, dont une caisse de soixante bouteilles était par-
« venue à l'Académie royale de médecine, dans un état
« parfait de conservation.

« La source de la Font-Fort , qui sourd à Saint-
« Galmier, fournit en très grande abondance une eau
« acidule gazeuze, connue depuis un temps immémo-
« rial par ses propriétés médicales.

« Cette eau est froide , très limpide , d'une saveur
« acidule, fraîche, fort agréable; elle se conserve ai-
« sément sans altération ; exposée à l'air , elle dégage
« peu à peu des bulles de gaz acide carbonique, et au
« bout de quelques jours il se forme à sa surface une
« croûte cristalline de carbonate de chaux, qui se préci-
« pite bientôt au fond des vases. Soumise à l'action de
« la chaleur , l'eau de Saint-Galmier fournit assez
« promptement une grande quantité d'acide carboni-
« que et se trouble alors beaucoup en laissant aperce-
« voir, au milieu du dépôt blanc formé , quelques
« petits flocons ocracés très légers. A la source, le gaz
« acide carbonique vient crever, d'une manière un
« peu intermittente , en bulles plus ou moins grosses ,
« à la surface de l'eau du bassin ; il est probable qu'il
« est accompagné d'air atmosphérique ou d'azote.
« Mais on n'y annonce aucune trace d'acide hydro-
« sulfurique.

« Ayant à notre disposition une grande quantité de

« cette eau minérale , nous avons multiplié les expé-
« riences, pour déterminer, d'une part, la proportion
« des principes que l'analyse qualitative nous y avait
« fait connaître , et de l'autre, pour y rechercher des
« substances assez rares dans les eaux minérales, telles
« que le *fluate de chaux*, le *carbonate de strontiane*,
« des *phosphates de manganèse*, des *nitrates*, des *bro-*
« *mures*, des *iodures*, etc. Nos essais ont été infruc-
« tueux dans la recherche des *fluates*, des *iodures* et
« des *bromures alcalins*.

« Sans entrer dans le détail des divers modes que
« nous avons suivis, répétés et variés pour arriver à
« notre but, nous donnerons tout de suite la compo-
« sition que nous croyons devoir admettre pour l'eau
« primitive à la sortie de la source ; ces résultats se
« rapportent à un poids de mille grammes de cette
« eau minérale.

ANALYSE DE L'EAU MINÉRALE NATURELLE DE SAINT-GALMIER.

	grammes
Acide carbonique libre (environ plus d'un litre).	2,082
Bi-carbonate de chaux / — de magnésie	1,037
— de soude anhydre	0,238
— de strontiane.	0,007
— de fer / — de manganèse.	0,009
Nitrate de magnésie	0,060
Chlorure de sodium.	0,216
Sulfate de soude anhydre	0,079
Sulfate de chaux anhydre	0,180
Phosphate soluble	traces
Silice et alumine.	0,036
Matière organique non azotée (génie)	0,024
Eau pure . . . . . . , ...	996,032
	1,000,000

(accolade : 1,886)

« Un mot seulement sur les moyens à l'aide desquels
« nous sommes parvenus à reconnaître la présence du
« *nitrate de magnésie* et de *manganèse*.

« Ayant versé de l'acide sulfurique sur le résidu des
« sels solubles de l'eau évaporée, j'avais été frappé de
« l'odeur de *chlore* qui se dégageait peu après ; et
« comme je n'avais trouvé dans ces sels aucune trace
« de *bromure*, je pensais que cette odeur provenait,
« par suite de réactions, de la présence d'une certaine
« quantité de *nitrate* et de *chlorure*. Le mélange ne
« fusant pas toutefois sur les charbons ardents, je
« cherchai à éliminer le *chlorure de sodium*, qui cris-
« tallisait en cubes (visibles soit à l'œil, soit à la
« loupe): dans ce but je fis usage du sulfate d'argent
« légèrement ammoniacal et très étendu d'eau ; ce sel
« fut versé goutte à goutte dans le mélange à analyser,
« et le *chlorure* d'argent fut séparé ensuite et pesé ;
« la liqueur filtrée, privée à part de tout sel d'ar-
« gent, fut évaporée à siccité. On reprit par l'alcool
« à 40° le résidu ; on filtra afin d'isoler tout le sulfate
« de soude, et l'évaporation du liquide fournit un *ni-*
« *trate* fusant alors sur les charbons ardents, donnant
« avec la brucine et l'acide sulfurique une couleur
« *rouge de sang*, et enfin produisant, avec la limaille
« de cuivre et le même acide, des vapeurs d'*acide*
« *nitreux* très prononcées.

« Quant au *manganèse*, nous avons déterminé sa
« présence par un mode fort simple, qui consiste à
« prendre le mélange d'*oxide de fer* et de *manganèse*
« présumé, et à le calciner fortement dans un petit
« creuset de porcelaine avec de la potasse pure et du
« chlorate de potasse; le résidu d'une couleur *verdâtre*,

donne avec l'eau une couleur *rose* plus ou moins intense, quand il y a des traces de manganèse.

« D'après la nature et la proportion des principes
« qui minéralisent l'eau de Saint-Galmier, on est en
« droit de lui attribuer les bons effets qu'elle paraît
« produire sur l'économie animale ; car, outre les bi-
« carbonates alcalins et terreux, dont l'action, dans
« certaines maladies de l'estomac et des vôies urinai-
« res surtout, paraît avantageuse, cette eau minérale
« renferme une très grande proportion d'*acide carbo-*
« *nique* libre, puis une petite quantité de *nitrate*, et
« quelques sels purgatifs qui ne jouissent pas d'une
« moindre efficacité.

« Le *nitrate de magnésie*, entre autres, semble ex-
« pliquer l'ancienne réputation de ces eaux dans cer-
« taines affections de la vessie, et ce fait si remarqua-
« ble, que *les habitants de Saint-Galmier n'ont jamais*
« *compté parmi eux un seul calculeux.*

« En résumé, les propriétés médicales de l'eau de
« Saint-Galmier sont constatées depuis un temps im-
« mémorial ; les principes que l'analyse y fait recon-
« naître, prouvent qu'elle peut prendre rang parmi les
« eaux acidules gazeuses les plus estimées, et mériter,
« en conséquence, l'attention sérieuse des médecins et
« des thérapeutistes (1). »

Un grand nombre des habitants de Saint-Galmier emploient les eaux minérales de la Font-Fort pour le service de la table ; l'habitude d'en faire usage les

---

(1) L'Académie royale de médecine de Paris, dans sa séance du 21 mai 1839, a adopté unanimement les conclusions du Rapport ci-dessus.

soutrait à son action médicale , toujours assez grande chez ceux qui ne sont point familiers avec elle.

On ne peut douter que le gaz acide carbonique, cette base del'eau de Seltz, ne soit le principe dominant dans les eaux minérales de Saint-Galmier, et celui auquel elles doivent leurs propriétés médicales.

L'un des membres les plus distingués de la Société d'agriculture, arts et commerce de la Loire, et des médecins les plus recommandables de Saint-Étienne , M. le docteur Lanyer , conseiller d'Etat et membre de la Chambre des Députés , a fait , entre les eaux minérales de Saint-Galmier et de Seltz , un parallèle fort intéressant, dont les conclusions sont entièrement conformes à mes observations. L'analogie est remarquable : toutes deux sont froides , claires , limpides , piquantes, légèrement salées. Les habitants du bas Selters et une partie de ceux de Schwalbach et de Francfort, se servent, comme ceux de Saint-Galmier, de l'eau minérale comme boisson et médicament. M. Alibert, qui a classé avec talent les eaux minérales, place celles de Saint-Galmier dans sa division des acidules , second genre , acidules froides. Il compose ce genre des eaux de Chateldon , Pougues , Bar , Saint-Myon , Médague, Vic-le-Comte, Langeac, Seltz, Saint-Galmier.

Mais le docteur Lanyer trouve encore une analogie de principe entre les eaux minérales de Saint-Galmier et celles de Vichy. J'avoue que je ne puis partager son opinion : celles-ci sont composées, suivant ce médecin, d'acide carbonique , de carbonate de chaux , de carbonate de magnésie, de carbonate de fer, de carbonate de soude, de sulfate et de muriate de soude ; il reconnaît cependant une portion bien plus considérable de sels purgatifs dans les eaux de Vichy que dans celles de Saint-Galmier. M. Lanyer sait parfaitement que le caractère spécial de telle ou telle eau minérale, c'est la prédominance de tel ou tel principe. Deux liquides de ce genre ne pourront être comparés, bien qu'ils contiennent des éléments communs, s'ils ont une base différente. Celles-là sont ferrugineuses et thermales, celles-ci acidules et froides. Nulle analogie entre leurs effets ; c'est la preuve la plus certaine qu'il ne saurait exister entre elles identité de nature. Elles ne conviennent pas, à beaucoup près, au même genre de maladies. Un médecin qui ne verrait dans les unes et dans les autres qu'une différence du plus au moins, commettrait une erreur grave et s'exposerait à compromettre la vie des malades qu'il soumettrait à leur action. Les eaux minérales de Saint-Galmier peuvent être employées avec avantage dans un nombre de cas bien plus grand que les eaux de Vichy. Et qu'on ne s'étonne pas de cette assertion : celles-là sont une boisson rafraîchissante, calmante, et par conséquent un élément essentiel du traitement de la plupart des irritations, surtout gastriques ; celles-ci sont un médicament stimulant, d'une grande violence, exclu par sa nature du traitement des phlegmasies, surtout aiguës, et dangereux quand il n'a pas été utile. On peut user et quelquefois abuser des unes sans inconvénient, à quelques coliques ou déjections alvines près ; les autres sont une arme redoutable avec laquelle on ne saurait jouer sans se blesser.

Appréciation de l'action médicale des Eaux minérales de Saint-Galmier.

S'il était possible de retrancher de l'action des eaux minérales en général les effets de changement d'air, de régime, d'habitudes, du voyage, des plaisirs variés qu'offre aux malades leur séjour dans une contrée presque toujours favorisée par la nature, on aurait sans doute beaucoup à diminuer des éloges magnifiques que donnent à ces établissements les médecins qui les gouvernent. Aussi, nous l'avouerons, l'action médicamenteuse de ces eaux est beaucoup secondée par l'exercice, la distraction, l'espoir d'une guérison prochaine, la régularité dans les heures du repas, le lever, le coucher. Les malades, comme le dit le docteur Bertrand dans ses Recherches sur les Eaux du Mont-d'Or, se trouvent tout-à-coup lancés dans un monde nouveau, au milieu d'une foule mouvante, inoccupée, exempte de soins, libre de devoirs, affranchie d'affaires, où chacun ne songe qu'à son rétablissement, et travaille, sans s'en douter, au rétablissement des autres. On se voit, on s'encourage mutuellement, en s'entretenant de ses maux; il est si doux d'en parler à qui nous écoute ! Et quel autre nous écouterait avec l'intérêt de celui qui souffre lui-même ? Que les heures qui s'écoulent dans de pareils entretiens se passent doucement ! que de moments d'inquiétude et de découragement ils préviennent !

Autre chose est de prendre les eaux minérales à une grande distance de leur source et sur le lieu même où celle-ci les verse. Tel malade, qui n'a eu qu'à s'applaudir d'un voyage à Bagnères ou à Néris, est surpris de faire usage sans succès, dans sa demeure, des mêmes eaux dont il avait tant à se louer. Médecin dans un pays qui possède des eaux minérales excellentes, je n'aurai pas assez peu de philosophie pour les transformer en panacée universelle, et pour me faire illusion à moi-même sur les causes secondaires des succès nombreux que mes confrères et moi obtenons de leur emploi.

Elles ont une grande et antique renommée dans le Forez : cette célébrité, elles la justifient. Je ne me bornerai point à citer mon expérience. Depuis plus de cent soixante ans que la médecine est pratiquée à Saint-Galmier par ma famille, toujours les salutaires effets des eaux de la Font-Fort ont été remarqués, et leur action soigneusement étudiée.

Avant d'étudier les maladies qui réclament leur emploi, faisons connaître quelles précautions doivent précéder leur usage.

On ne doit se déterminer à prendre les eaux que d'après les conseils d'un médecin instruit. Si les eaux minérales ne produisent pas toujours les résultats qu'on en attendait, c'est l'indocilité, la négligence, ou l'intempérance des malades, qu'il faut en accuser. Le médecin-inspecteur des eaux doit être particulièrement consulté ; personne mieux que lui ne connaît comment elles agissent, et de quelles modifications leur emploi est susceptible. Nul médecin ne peut avoir sur ce sujet important une expérience aussi variée et aussi positive que la sienne ; c'est lui qui prescrira à chacun le régime qu'il doit observer ; et, par ce mot, il ne faut point entendre seulement ce qui regarde les boissons et les aliments , mais encore le repos, l'exercice, le sommeil, la veille , la manière de se vêtir, enfin tout ce qui concerne les modificateurs du corps humain. La manière de bien diriger le régime, est sans contredit la base fondamentale et la partie la plus essentielle du traitement de toutes les maladies. On serait grandement dans l'erreur si l'on regardait cette science comme une chose facile : il ne s'agit pas de quelques règles générales que l'on applique à tout le monde et que tout le monde connaît ; il s'agit d'établir ce qui convient le mieux à chaque individu , à chaque tempérament , à chaque âge , en un mot, à chaque circonstance. Ce travail exige une connaissance profonde de l'état du malade et des ressources de la nature. Dans les maladies , les moindres erreurs peuvent être mortelles , ou du moins très dangereuses. Le médecin-inspecteur prescrira les préparations qui doivent précéder l'usage des eaux , indiquera l'heure de la matinée où il convient le mieux de se rendre à la source, la quantité de verrées que chacun doit boire , l'intervalle précis qu'il faut laisser entre chaque verrée, le nombre de jours que l'on doit prendre les eaux , la manière de terminer leur emploi ; lui seul déterminera si elles peuvent être administrées pures ou coupées , tièdes ou froides , s'il est à propos ou non d'y ajouter des sels neutres , et si leur usage doit être secondé de celui des bains. Combien de fois n'ai-je pas vu des buveurs d'eau payer chèrement de leur santé l'imprudence qu'ils avaient commise en se constituant les arbitres de leur conduite ! combien de fois n'ai-je pas eu à déplorer les suites d'un abus qui n'est que trop commun parmi ceux qui prennent les eaux de la Font-Fort! La plupart de ces derniers , dans l'intention d'accélérer leur guérison et d'abréger leur séjour aux eaux , en boivent beaucoup trop à la fois les premiers jours de leur arrivée ; cette imprudence ne demeure point impunie : une anxiété générale, des pesanteurs d'estomac , divers mouvements convulsifs , des irritations gastriques, une céphalalgie violente , et quelquefois des phlegmasies graves se développent avec énergie, par l'emploi à trop haute dose d'eaux minérales dont l'action sur l'organisme n'est salutaire que lorsqu'une grande prudence préside à leur administration. Telle quantité de ce liquide qui , prise en trois jours , a enfanté l'une de ces maladies , aurait produit d'excellents effets si elle avait été confinée aux voies gastriques pendant le cours de plusieurs semaines ; autant une sage lenteur eût été utile, autant devient dangereuse trop de précipitation.

Les eaux de la Font-Fort ne conviennent pas à toutes les maladies, à tous les tempéraments ; elles doivent être rigoureusement défendues aux constitutions éminemment nerveuses et irritables, et aux malades qui sont frappés de la phthisie pulmonaire , ou de phlegmasies aiguës. Mais leur efficacité, comme agent thérapeutique dans un grand nombre de circonstances , est depuis longtemps constatée par des observations irrécusables et très multipliées.

L'application de la physiologie à la médecine a fait, depuis quelques années, une révolution immense , supérieure, sous le rapport des avantages que la société en retire, à l'importante découverte de la vaccine. En faisant connaître l'organe souffrant dans ces maladies, la doctrine nouvelle a aussi révélé le secret de le rendre à l'exercice libre et régulier de ces fonctions. On méconnaissait souvent les irritations de l'estomac et des intestins (de tous les maux qui nous affligent, le plus commun et le plus redoutable). Un jour nouveau a lui, et maintenant l'art de guérir a acquis, sous le rapport de ses procédés et de ses avantages, un degré de certitude dont il avait manqué jusqu'alors. Les eaux minérales de Saint-Galmier conviennent parfaitement dans le traitement des inflammations si nombreuses, si fréquentes de l'estomac et des intestins, surtout lorsque la maladie n'a pas atteint encore ou a franchi la période aiguë.

La boisson que l'on conseille dans ces cas, spécialement dans le traitement des gastro-entérites chroniques, c'est l'eau gazeuse, c'est un liquide frais et acidule. Tel est le caractère de l'eau minérale de la Font-Fort : aucune boisson ne saurait être plus agréable à la surface muqueuse irritée.

On fait à Lyon, et dans d'autres villes, un grand usage de l'eau de Seltz ; elle est conseillé pour boisson habituelle, soit pure, soit coupée avec l'eau ordinaire, aux personnes dont les voies gastriques sont très irritables. Nul doute qu'elle ne puisse être remplacée par l'eau de la Font-Fort, qu'on se procurerait à de bien moindres frais. Que lui manque-t-il pour acquérir la célébrité de sa rivale ? une origine étrangère.

Quelques estomacs ont une grande disposition aux vomissements : dans ces cas assez communs, une irritation accidentelle condamne ce viscère à des contractions convulsives violentes ; les médecins prescrivent alors la potion anti-émétique de Rivière, qui agit par le gaz acide carbonique qu'elle dégage abondamment, et dont le résidu est un sel irritant laissé dans les voies digestives ; cette potion serait remplacée fort avantageusement par les eaux minérales de Saint-Galmier : j'ai eu souvent l'occasion de m'en convaincre. Une jeune sœur de l'hôpital de Saint-Chamond , d'une constitution délicate et presque anémique , était cruellement tourmentée, depuis un an, par des vomissements opiniâtres. Tout l'arsenal des anti-spasmodiques et des anti-émétiques est employé en vain ; l'irritation gastrique augmente. La malade vient à Saint-Galmier, me |consulte, et est soumise à un traitement composé d'application de sangsues sur l'épigastre, d'un régime sévère , et de l'usage à l'intérieur de l'eau de la Font-Fort coupée avec du lait ; cette médication triomphe , en quelques semaines, de la gastrite chronique. La phlegmasie reparaît sept mois plus tard, et s'annonce encore par des vomissements moins intenses , il est vrai, que les premiers : mêmes prescriptions, mêmes succès ; la maladie n'a pas reparu.

La boulimie, le pica, le pyrosis, la diarrhée, toutes ces manières d'être si communes de la gastro-entérite chronique, réclament les eaux minérales de la Font-Fort. Je fais usage de ce médicament avec un merveilleux succès, tantôt n'employant que lui, tantôt le modifiant par son union à d'autres substances médécinales, et toujours en lui donnant pour auxiliaires l'usage méthodique de l'exercice et un régime bien ordonné.

C'est particulièrement sur l'appareil urinaire que nos eaux déploient leur action ; elles conviennent, par excellence , aux malades affectés de gravelle et d'irritation chronique des reins. Jamais, de mémoire d'homme, on a vu d'habitants de Saint-Galmier souffrir de la présence d'une pierre dans la vessie ; jamais aucun d'eux n'a été dans la nécessité de se soumettre à l'opération de la pierre ; ils doivent cet avantage à l'usage quotidien qu'ils font de leurs eaux minérales, le meilleur, le moins irritant des diurétiques.

Un homme de trente-deux ans, brun, fortement constitué, se présente à moi et se plaint d'une douleur profonde et vive dans la région du rein ; cette partie de l'abdomen est sensible au toucher ; l'urine est sécrétée en petite quantité, rouge, graveleuse et chargée d'un sédiment abondant. Ce malade, étranger au département, avait été opéré de la pierre à l'âge de douze ans, et craignait avec raison d'être dans le cas de l'être une seconde fois. Les eaux de Saint-Galmier lui sont prescrites pour tout médicament ; il en prend trois verres le premier jour, quatre le second, et ainsi progressivement jusqu'à quinze dans les vingt-quatre heures. Bientôt l'irritation du rein diminue ; un flux abondant d'urine limpide s'établit ; cet homme est guéri en cinq semaines, et, reconnaissant envers sa bienfaitrice, il s'engage à faire chaque année une visite à la fontaine de la Font-Fort, et de prendre de loin en loin son eau salutaire dans son domicile. Sa santé est maintenant excellente.

Toutes les irritations abdominales chroniques, particulièrement celles du foie, cèdent à l'action de nos eaux minérales, lorsque la désorganisation n'a pas fait encore de grands progrès. Elles sont très utiles aux femmes chlorotiques, à celles qui ont ce qu'on nomme vulgairement des dépôts de lait, et à celles dont l'évacuation périodique est arrêtée ou se fait irrégulièrement.

Madame A***, de Lyon, mariée depuis cinq ans, n'avait pas d'enfant et désirait ardemment, mais sans succès, d'en avoir. Comme la plupart des femmes des grandes villes, elle était affectée de fleurs blanches, et, fidèle aux antiques errements, son médecin combattait sa leucorrhée en remplissant son estomac de martiaux, de toniques, d'astringents. L'irritation gastrique nourrissait celle de l'utérus et du vagin, et, sous l'influence de ce traitement incendiaire, la perte blanche, loin de tarir, devenait de plus en plus abondante. Certain que la maladie était une phlegmasie chronique, instruit par plusieurs exemples que la stérilité est souvent causée par une irritation chronique de l'utérus, je conseillai à madame A*** les eaux de Saint-Galmier ; elle eut confiance en mes promesses, et s'en est bien trouvée. Deux voyages ont opéré sa guérison, et le second a été promptement suivi d'une grossesse dont les suites ont été très heureuses.

Citerai-je des observations de rhumatismes guéris par les eaux de la Font-Fort? mais, parmi le grand nombre de celles que je possède, lesquelles choisirai-je ? Dans les derniers jours du mois de juin 1817, un homme des environs de Saint-Bonnet-le-Château, âgé de trente-huit ans, d'une constitution forte et athlétique, d'un tempérament bilioso-sanguin, entre dans mon cabinet soutenu par deux hommes et appuyé sur deux béquilles. Il m'annonce le dessein d'aller aux eaux d'Aix en Savoie chercher quelque soulagement à un rhumatisme qui, né depuis deux ans, l'avait depuis six mois privé de l'usage de ses membres. Je l'examine, je l'interroge sur ses maux : son visage est fortement coloré, ses yeux sont étincelants, les carotides battent avec force; sa langue couverte au milieu de mucosités brunâtres, épaisses, est sur ses bords d'un rouge cerise; il se plaint d'une douleur fixe dans la région de l'estomac, d'une céphalalgie intense, d'une soif inextinguible et d'une constipation opiniâtre. Le traitement auquel il a été soumis s'est composé de tisanes sudorifiques, de stimulants les plus violents, d'applications réitérées de vésicatoires, et a souvent causé une gastralgie excessive, des vomissements et des selles sanguinolentes. L'existence d'une phlegmasie gastro-intestinale aiguë me paraît évidente; j'attribue aux remèdes incendiaires qui ont été prescrits la violence de l'inflammation. Docile à mes conseils, le malade renonce à son voyage aux eaux d'Aix : une copieuse saignée est faite et répétée deux jours après; quarante sangsues sont placées, dans l'intervalle, sur la région épigastrique; j'ordonne des bains, un régime sévère, et pour boisson du petit-lait et une limonade gommeuse; bientôt une grande amélioration se déclare : dès ce moment l'usage des eaux minérales est commencé. Elles irritent l'estomac pendant les premiers jours de leur emploi; la gastralgie reparaît, mais est promptement anéantie par une application de dix-huit sangsues sur l'épigastre, réitérée peu de jours après pour enlever des maux de tête violents. Ces effets obtenus, je prescris de nouveau les eaux de la Font-Fort, mais avec l'attention de les couper d'abord avec une infusion de feuilles d'oranger, puis avec une solution de gomme arabique. Enfin, l'estomac s'habitue à leur action , et la reçoit sans mélange pendant deux mois. Gastralgie , céphalalgie , constipation , rhumatisme , tout disparaît ; les articulations sont raides encore , mais cependant obéissent aux volontés du malade. Je lui conseille de consolider sa guérison par un second voyage aux eaux l'année suivante ; il tient parole, et, à l'étonnement extrême de ceux qui l'avaient vu dans le piteux état où il se présenta à moi , retourne à Saint-Bonnet , radicalement guéri de tous ses maux.

Beaucoup d'éruptions dartreuses sont causées par des phlegmasies chroniques de viscères abdominaux : elles font de rapides progrès si , méconnaissant leur étiologie , le médecin verse des liquides stimulants sur une surface muqueuse irritée ; elles diminuent et disparaissent lorsqu'un traitement bien ordonné éteint la gastro-entérite latente qui les nourrit. Cette maladie est combattue avec succès par les eaux de la Font-Fort. J'explique de cette manière un grand nombre de guérisons de dartres que j'ai obtenues.

L'indication générale des maladies très variées que l'on attaque avec bonheur par l'emploi méthodique des eaux de la Font-Fort , était l'objet spécial de cet Essai ; si j'avais voulu faire un livre , il m'eût été facile d'y parvenir en publiant une partie des observations que j'ai recueillies. Mais j'ai écrit pour être utile, si je pouvais, à mes concitoyens, et non avec la prétention de briguer un succès littéraire. Heureux dans le traitement d'une multitude considérable de maladies, par l'usage raisonné de nos eaux minérales, il m'a semblé que je devais indiquer leurs propriétés à l'expérience et aux lumières de mes confrères, et que taire leurs bienfaits journaliers, ce serait de ma part une ingratitude condamnable. Tout médecin qui croit avoir trouvé un moyen d'être utile à l'humanité, doit compte à la société de sa découverte : voilà le motif et la justification de cet Essai.

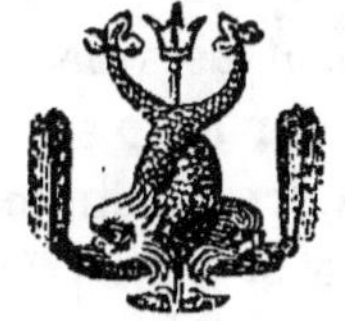

EXTRAIT DU COURRIER DE LYON

Du 11 juillet 1837.

Près de la rivière de Coise, à peu de distance des bords de la Loire, à trois lieues environ de Montbrison et de Saint-Etienne, on trouve une petite ville dont le nom est depuis longtemps en honneur parmi les médecins et les malades, grâce à une source d'eau minérale qui produit chaque année de nombreuses guérisons : cette petite ville, où beaucoup de personnes souffrantes vont demander la santé, s'appelle Saint-Galmier.

Les eaux de Saint-Galmier. qui ont eu l'honneur d'une mention très favorable dans le dictionnaire des sciences médicales et dans plusieurs manuels des eaux minérales; les eaux de Saint-Galmier, qui figurent sur la carte des principales sources médicamenteuses de la France, ne sont point encore fréquentées par les oisifs, les fashionables et les chevaliers d'industrie qui encombrent les hôtels d'Aix en Savoie, de Baden, de Spa et des Pyrénées; mais, en revanche, de nombreux malades vont, chaque année, demander leur rétablissement à la naïade des bords de la Coise, et bien peu regagnent leurs foyers sans avoir à se louer des heureux effets de son onde agréable et bienfaisante.

Depuis longtemps la source de Saint-Galmier est connue des médecins; elle a été l'objet de quelques analyses et de plusieurs notices médicales; le savant Raulin en parle dans son *Traité analytique des eaux minérales*, publié en 1774; le père d'un de nos médecins les plus recommandables, M. Richard de Laprade, s'en est occupé assez longuement dans son *Analyse des eaux minérales du Forez*, qui parut en 1778. En 1833, enfin, un médecin distingué par son savoir et son mérite, M. le docteur Ladevèze, a

publié un Essai sur les eaux minérales de Saint-Galmier,
dans lequel il rapporte les analyses qui ont été faites,
et donne d'intéressants détails sur leurs propriétés mé-
dicales.

M. le docteur Ladevèze commence sa notice par une des-
cription topographique de Saint-Galmier et de ses environs.
C'est heureusement débuter auprès de son lecteur que de
lui faire aimer d'avance les lieux où l'on veut l'attirer par
l'attrait tout puissant de la santé et du plaisir. — Saint-
Galmier, au rapport de M. Ladevèze, offre à l'étranger
l'aspect d'un paysage délicieux : points de vue magnifiques
belles eaux, sites agrestes, végétation vigoureuse, et jusqu'à
un monument antique connu sous le nom de *Pont des
Romains*; on y trouve tout ce qui plaît aux hommes
d'imagination, tout ce qui séduit les ames rêveuses, et
charme même les simples curieux. Les poétiques souvenirs
qui peuvent animer les déserts et peupler les solitudes ne
manquent pas non plus à Saint-Galmier : Honoré Durfé,
dans son roman de l'*Astrée*, a célébré, en prose d'idylle
et d'églogue, les bords riants, les rives champêtres et pit-
toresques du Lignon et de la Coise.

La source minérale de Saint-Galmier, qu'on appelle
dans le pays la *Font-Fort*, est abondante et donne une eau
à la surface de laquelle on voit constamment s'élever une
grande quantité de bulles d'acide carbonique, c'est-à-
dire de cette espèce d'air dont on se sert pour composer
l'eau gazeuse artificielle. L'eau de la Font-Fort, chargée
de tout le gaz qu'elle peut dissoudre à la pression ordinaire
de l'atmosphère, est froide, limpide et d'une saveur acidule
très-agréable. On peut en faire usage comme boisson habi-
tuelle sans le moindre inconvénient; elle a pour effet im-
médiat d'exciter la digestion d'une manière douce,
modérée et sans irriter l'estomac, et pour effet secondaire
une action diurétique très prononcée.

L'eau minérale de Saint-Galmier présente une analogie très frappante de nature et de propriétés avec la plus célèbre des eaux acidules, avec l'eau de Seltz, dont la source se trouve dans la principauté de Hesse-Cassel. Dans celle-ci comme dans la première, l'eau, principalement minéralisée par le gaz acide carbonique, contient encore du carbonate de soude, du carbonate de chaux, du carbonate de magnésie à l'état de mi-carbonate, de chlorure de sodium ou sel marin, et quelques autres principes en très petite quantité. Cette analogie de composition fait que ces deux eaux gazeuses naturelles possèdent les mêmes propriétés médicales, et qu'on peut employer l'eau de Saint-Galmier dans tous les cas où les eaux de Seltz sont préconisées.

Les propriétés thérapeutiques de l'eau minérale de Saint-Galmier ont été bien constatées par l'expérience, car elle jouit d'une grande et ancienne renommée dans le Forez. M. le docteur Ladevèze, dont la famille compte des médecins à Saint-Galmier depuis plus de cent soixante ans, donne à cet égard, dans sa Notice, des détails qui méritent la plus entière confiance.

C'est particulièrement dans les *maladies chroniques de l'estomac et des intestins* que l'eau acidule de Saint-Galmier peut être employée avec avantage: elle fait cesser la susceptibilité anormale de ces organes, et rétablit, en peu de temps, les fonctions digestives affaiblies par l'usage des boissons émollientes et par une longue privation d'aliments; c'est pour la même raison qu'elle est très utile dans les *convalescences*. Son emploi est encore très convenable dans les cas où il y a gastralgie, vomissements nerveux ou spasmodiques; elle produit aussi d'excellents effets dans les irritations et engorgements chroniques du foie, dans les diarrhées anciennes qui ont conduit le malade à un état de faiblesse et d'épuisement.

Mais c'est particulièrement dans les *affections des or-*

ganes urinaires qu'on ordonne les eaux de la Font-Fort avec un grand succès; elles conviennent, par excellence, aux malades affectés de *gravelle* et d'irritation chronique des reins et de la vessie. *De mémoire d'homme*, dit M. le docteur Ladevèze, *on n'a vu d'habitants de Saint-Galmier souffrir de la présence d'un calcul dans la vessie;* jamais aucun d'eux n'a été dans la nécssité de se soumettre à l'opération de la pierre; ils doivent cet avantage à l'emploi quotidien qu'ils font de leur eau minérale, le plus sûr et le moins irritant des diurétiques.

Faire usage des eaux de la Font-Fort à la souce même, est, à coup sûr, le meilleur moyen de tirer de leur emploi tout l'avantage qu'on en peut attendre; cependant ces eaux sont du nombre de celles qui peuvent être transportées sans subir d'altération. Depuis quelque temps, M. Badoit, qui tient la ferme de ces eaux, a eu lieu d'en établir plusieurs dépôts à Lyon; presque aussitôt leur usage a été adopté par beaucoup de médecins, et s'est répandu dans un grand nombre de famille. Ces eaux, qui sont livrées à un assez bas prix, peuvent remplacer l'eau naturelle de Seltz, et lui sont même préférables, à cause de la proximité de la source, qui permet d'en recevoir journellement.

L'eau minérale de Saint-Galmier, mise en bouteille telle qu'elle coule à la source et sans aucune addition artificielle, est une excellente boisson, propre à entretenir les forces digestives pendant les temps de chaleur. Beaucoup de personnes, qui ne peuvent supporter l'eau gazeuse, font usage d'eau de Saint-Galmier sans en éprouver la moindre incommodité; c'est aussi pour cette raison que plusieurs médecins la prescrivent de préférence à l'eau de Seltz artificielle, dans les maladies où celle-ci est recommandée.

En rapportant les détails qui précèdent, nous n'avons pas eu, du reste, pour intention de faire une annonce favorable à l'établissement de Saint-Galmier; notre seul but était d'éclairer nos concitoyens sur les propriétés et les avantages d'une eau minérale dont l'usage commence à se répandre dans notre ville.

Lyon, le 10 juillet 1837.

———

Depuis la publication de cet article, où tout le monde a reconnu le savoir et la plume facile de M. Alphonse Dupasquier, médecin de l'Hôtel-Dieu, professeur de chimie à l'école de médecine de Lyon et à la Martinière, l'usage des eaux de Saint-Galmier est devenu général dans tout le Midi de la France et plus particulièrement à Lyon.

C'est aujourd'hui un objet de grande consommation dans cette dernière ville, de même qu'à Saint-Etienne et dans beaucoup d'autres grands centres de population, particulièrement du département du Rhône, de celui de la Loire et de plusieurs autres départements environnants. L'usage commmence à s'en répandre à Paris, dans quelques villes de la Suisse, en Italie, dans les colonies et jusqu'à l'île Bourbon.

———

Beaucoup de malades durant la belle saison vont boire les eaux de Saint-Galmier à leur source même. M. Badoit, fermier des eaux, a établi récemment près de cette source un hôtel tenu avec tous les soins désirables, et où l'on trouve, avec les distractions nécessaires dans ces établissements, comme cabinet de lecture, pianos et salon de musique, etc., les attentions les plus prévenantes, jointes à tout ce qui constitue le confortable. Comme fermier des eaux, M. Badoit est directement intéressé à satisfaire les personnes qui se rendent à Saint-Galmier pour les prendre à la source même.

Les eaux de Saint-Galmier ont cet avantage particulier pour les malades de Lyon, que le trajet entre cette ville et Saint-Galmier n'est que de 4 à 5 heures en prenant le chemin de fer de Saint-Etienne, au départ de 10 heures du matin, place Bellecour.

Lyon. — Imp. Nigon, r. Chalamont, 5.

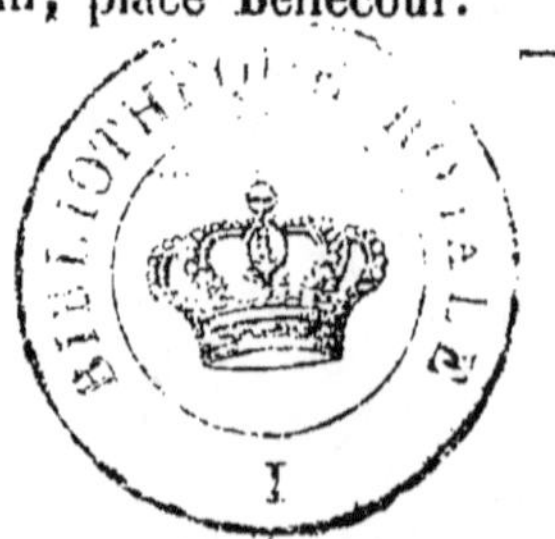

www.ingramcontent.com/pod-product-compliance
Lightning Source LLC
LaVergne TN
LVHW021049050726
842519LV00003B/1081